CONTRIBUTION A L'ÉTUDE

DE LA

CIRRHOSE INFECTIEUSE

CHEZ L'ENFANT

PAR

Le Dr Charles PIDANCET

PROSECTEUR DE LA FACULTÉ DE MÉDECINE

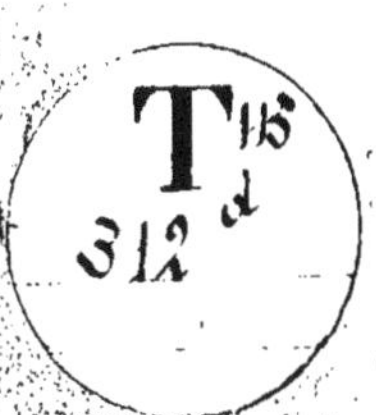

IMPRIMEURS-ÉDITEURS

GÉRARDIN, NICOLLE ET BEUGNIES

NANCY-PARIS

1897

CONTRIBUTION A L'ÉTUDE

DE LA

CIRRHOSE INFECTIEUSE

CHEZ L'ENFANT

CONTRIBUTION A L'ÉTUDE

DE LA

CIRRHOSE INFECTIEUSE

CHEZ L'ENFANT

PAR

Le Dr Charles PIDANCET

PROSECTEUR DE LA FACULTÉ DE MÉDECINE

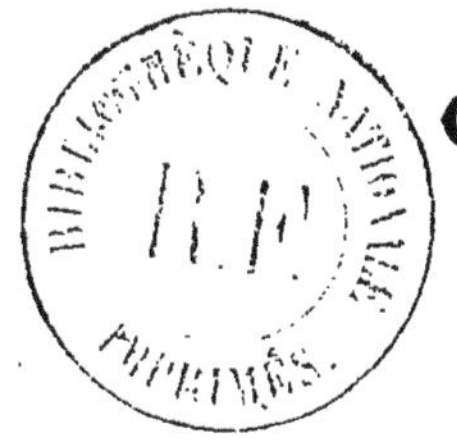

IMPRIMEURS-ÉDITEURS

GÉRARDIN, NICOLLE ET BEUGNIES

NANCY-PARIS

1897

AVANT PROPOS

Des circonstances imprévues nous ayant mis dans l'obligation de terminer rapidement nos études médicales, nous n'avons pu consacrer à ce travail tout le temps que nous aurions désiré. Lorsque nous avions l'honneur d'être externe au service des enfants, l'occasion s'est présentée pour nous d'observer un cas de cirrhose du foie consécutive à une scarlatine. M. le Professeur agrégé Haushalter, chef du service, nous ayant conseillé de résumer à propos de cette observation, ce que l'on sait actuellement sur cette question, nous avons essayé de le faire brièvement.

Avant d'aller plus loin nous le prions de vouloir bien croire à toute notre gratitude pour la bienveillance dont il a toujours usé envers nous.

Nous emportons des années que nous avons passées, à titres divers, au service d'anatomie, un souvenir qui ne nous abandonnera pas ; en regrettant que les circonstances ne nous aient pas permis, comme nous l'aurions désiré d'en faire plus longtemps partie, nous prions M. le Professeur

Nicolas de vouloir bien accepter l'hommage de notre reconnaissance et de notre respect.

Nous tenons également à remercier M. le Professeur Spillmann de l'honneur qu'il nous a fait en acceptant la présidence de notre thèse.

CHAPITRE I

Préliminaires

Sans être exceptionnelle, la cirrhose du foie constitue chez l'enfant une affection assez rare pour que les cas puissent en être comptés ; elle est avant tout une affection de l'âge adulte et de l'âge mûr.

Est-ce à dire pour cela que le foie de l'enfant jouisse d'une immunité qui se dissipe avec les années, non pas ; car, comme nous le verrons, les maladies infectieuses les plus banales l'affectent d'une façon transitoire au même titre que chez l'adulte ; mais tandis que, chez ce dernier, des causes autres que l'infection, telles que l'alcoolisme ou des écarts de régime, sont les agents habituels des cirrhoses, que prépare peut-être l'atteinte subie par le foie durant les infections préalables, chez l'enfant, au contraire, la cirrhose, dans la majorité des cas connus, ressortit à des causes d'ordre infectieux.

GASTOU (*Thèse Paris, 1893*), dans un travail où nous avons puisé de nombreux renseignements, a étudié longuement, dans un substantiel chapitre, l'action de l'infection sur le foie, au cours de maladies générales telles que la fièvre typhoïde, le choléra, les entérites infectieuses, la diphtérie, la coqueluche, la broncho-pneumonie, la scarlatine, la rougeole, la méningite tuberculeuse, la tuberculose aiguë, la tuberculose chronique, la syphilis, etc., etc., toutes affections d'observation journalière, dont la liste pourrait s'allonger.

Toujours touché au cours de l'infection, presque toujours le foie revient à son intégrité première, aussi bien que la plupart des autres organes et des autres tissus, dont la maladie aiguë a momentanément altéré la fonction et la structure.

Aussi chez l'enfant, pour lequel l'infection est l'agent habituel de la cirrhose hépatique, cette cirrhose est-elle rare: les statistiques d'ailleurs en font foi.

WEST (*St-Bartholomew's Hosp. Rep., 1878, XIII, p. 221*) déclare ne l'avoir rencontrée que quatre fois sur 7000 *enfants malades*; ce sont là des résultats peu probants puisque, comme TŒDTEN *(Die Lebercirrhose im Kindersalter, Munich 1892)* le montre, elle est souvent trouvaille inattendue à l'autopsie.

Ce dernier auteur, sur 889 autopsies l'a rencontrée 13 fois, sur lesquelles 8 fois seulement le diagnostic avait été porté pendant la vie.

Si l'on songe que ce résultat a été obtenu dans un hôpital d'enfants, celui de Munich, il n'est pas téméraire de penser que dans la pratique courante, où l'observation est forcément moins rigoureuse et l'examen anatomique rare, la proportion pré-

cédente des formes non diagnotiquées est insuffi-
sante pour la majorité des cas, ce qui permettrait
de regarder la cirrhose comme un peu moins
exceptionnelle qu'elle ne le paraît réellement.

Cependant EDWARDS STACK (*The Practitionner,
mars 1892, p. 191*) en relève 20 cas seulement
sur 9000 *autopsies*.

A la clinique des enfants à Nancy, M. HAUSHAL-
TER ne l'a rencontrée que 2 fois sur près de 300
autopsies ; il est vrai, comme il nous le faisait remarquer, qu'il serait plus exact de dire, que, sur
ces 300 autopsies, 2 fois seulement le foie présentait des lésions macroscopiques permettant de supposer une cirrhose, supposition confirmée d'ailleurs par l'examen histologique fait ultérieure-
ment.

La conclusion à tirer, c'est que, rare par elle-
même chez l'enfant, la cirrhose l'est d'autant plus
encore, en apparence, que souvent elle reste latente,
sans que rien d'appréciable ne la trahisse extérieurement.

Dans les deux tiers des cas, d'après PALMER
HOWARD (*Amer. Journ. of med. sc., oct. 1887,
p. 350*), on aurait affaire à des enfants du sexe
masculin. Sur 20 cas, relatés par EDWARD STACK,
il n'y a que trois filles. C'est là une prédisposition,
dévolue à l'élément mâle, assez curieuse, puisque
rien ne semble la justifier ; l'alcoolisme fait, il est
vrai, ses ravages surtout chez l'homme, mais c'est
à l'age adulte, il n'en est rien pour l'enfant.

Une fois la rareté de la cirrhose infantile établie, et en la restreignant aux seuls cas dûment constatés, on peut se demander en face de quelles variétés on se trouve le plus souvent placé.

Les différents types peuvent se rencontrer ; mais, si toutes les formes existent, ce n'est pas avec une égale fréquence ; l'empreinte que laisse l'infection sur l'organe hépatique affectionne plus particulièrement celles que DIEULAFOY a décrites sous le nom de *cirrhoses mixtes, d'hépatites intersticielles diffuses.*

Les deux types extrêmes, la *cirrhose atrophique* et la *cirrhose hypertrophique biliaire* sont rares ; le premier se réclame le plus souvent de l'alcoolisme, exceptionnel chez le jeune enfant ; il est possible aussi que l'hérédité joue un ce tain rôle dans son apparition ; on a égaleme.. incriminé les maladies du cœur et la syphilis. D'après d'Espine, le deuxième type s'observerait surtout à la suite de malformations des voies biliaires.

Comme l'anatomie pathologique nous le montrera, la cirrhose infantile est généralement mixte ; c'est cette cirrhose, *hépatite intersticielle diffuse,* survenant à la suite d'une affection aiguë plus ou moins déterminée de l'enfance, plus sommairement désignée sous le nom de *cirrhose infectieuse,* qui va faire le sujet de notre thèse.

Nous laisserons, à dessein, de côté les cirrhoses tuberculeuses et les scléroses syphilitiques qui ont une étiologie et des lésions bien déterminées. Nous relaterons à l'appui deux observations, dont une inédite, qui proviennent du service de M. Haushalter, la première ayant trait à une hépatite intersticielle subaiguë, consécutive à la scarlatine, l'autre à une cirrhose intersticielle diffuse avec dégénérescence amyloïde du foie, dans le cours d'une pleurésie purulente chronique.

CHAPITRE II

Etiologie de la cirrhose infectieuse

Le travail de Gastou, cité dans les préliminai-
res, renferme plusieurs cas de cirrhose infantile,
à l'origine desquels nous avons trouvé un certain
nombre d'infections, d'ordres les plus divers.

LAURE et HONORAT (*Etude sur la cirrhose infantile, in Rev. mens. des mal. de l'Enfance 1887,
p. 97*), qui en ont observé trois cas en trois ans et
en ont réuni 51, rapportés par les auteurs, refusent à l'alcoolisme et à la syphilis la place prépondérante, qui leur était accordée autrefois, et montrent qu'il existe nombre de cirrhoses chez l'enfant
ne dépendant ni de l'une ni de l'autre de ces deux
causes. *L'alcool* semble cependant, en Angleterre
surtout, où l'abus de la bière est souvent prématu-
rée, être raison déterminante, sinon primitive, dans
plusieurs cas, 17 0/0 d'après d'ESPINE et PICOT,
(*Manuel des maladies de l'enfance*).

JOLLYE (*Brit. méd. Journ., 1892, I, p. 858.
Analysé in Rev. méd. des mal. de l'Enf. 1892, p.
588*) admet la *Syphilis* comme étiologie dans
16 0/0 des cas; son rôle, pour Laure et Honorat, est
exagéré, et pour eux on a le tort de l'incriminer
chaque fois que l'alcool n'a pu l'être.

La *tuberculose*, sur les 51 cas rapportés par ces deux derniers auteurs, est signalée 7 fois comme origine de l'affection; il en est de même 13 fois dans une statistique de W. EDWARDS. (*Arch. of Paediatrics, juil. 1890*), portant sur 100 cas; et 2 fois sur 20 observations de E. Stack.

Un point sur lequel tout le monde semble d'accord, c'est la fréquence avec laquelle on trouve une *maladie éruptive* à l'étiologie. Sur les 3 cas personnels de Laure et Honorat,, un des malades fit sa cirrhose à la suite de scarlatine, et, sur les 51 cas étrangers rapportés par eux, 5 fois la même cause se présente. Jollye, se basant sur 112 cas, recueillis chez des individus âgés de moins de 18 ans, croit que l'origine la plus fréquente est celle dont nous nous occupons; M. W. Edwards, sur ses 100 cas, lui en attribue 25. Sur les 20 observations qu'il cite, E. Stack dit que la scarlatine semblait être coupable 7 fois, la rougeole 6.

Nous joignons à cette longue liste nos deux cas personnels, succédant, l'un à une pleurésie purulente chronique, probablement vulgaire, l'autopsie n'ayant révélé nulle part traces de tubercules; l'autre à la scarlatine.

Il semble donc que les tendances, actuellement admises par la majorité des auteurs, accordent une place prépondérante aux fièvres éruptives, avec en tête, la *scarlatine*. Il est d'ailleurs fort probable que cette dernière produit la cirrhose à l'aide des infections secondaires, comme elle produit quel-

que fois la myocardite, la néphrite et d'autres
complications. Le rôle de la scarlatine n'avait pas
échappé à Barlow, de Londres, qui, par un abus
de langage, parle dans une de ses leçons d'une
« cirrhose scarlatineuse. »

D'autres, moins nombreux, s'élèvent cependant
contre cette façon de penser, et refusent d'admettre, dans les cas cités, une relation de cause à
effet, se basant sur la rareté de la cirrhose, com-
parée à l'extrême fréquence de ces affections chez
l'enfant.

A la suite des cirrhoses infectieuses, dont l'étiologie semble bien nette, peut-être faut-il parler
de quelques cas rares, où elles semblent réalisées
primitivement, en dehors d'une maladie infectieuse
antérieure. C'est du moins ce que tendraient à faire
croire certaines cirrhoses hypertrophiques biliaires et certaines cirrhoses intersticielles diffuses
de l'enfance, dont voici deux exemples, rapportés
par Mitchell CLARKE (*Brit. méd. Journ. juin 1894.
An. in Rev. mens. des mal. de l'Enf. 1895, p. 49*) :

Un enfant de 7 mois succombe dans le coma,
après avoir présenté les symptômes suivants :
ictère, fièvre, œdèmes, purpura ; on trouve à
l'autopsie une cirrhose intersticielle du foie, avec
tissu de sclérose pénétrant les lobules.

A l'autopsie d'un deuxième enfant, âgé de
22 mois, chez qui la mort était arrivée après qu'on
eût constaté de l'œdème et de l'ascite, puis de l'ictère et de la fièvre, on trouva une cirrhose intersticielle atrophique.

Dans ces deux cas, il n'y avait aucune cause étiologique signalée ; cette cause a-t-elle passé inaperçue, où sont-ce là deux exemples d'une affection primitive indéterminée? Rien ne nous permet de répondre à cette question.

CHAPITRE III

Pathogénie de la Cirrhose infectieuse.

L'expérience a prouvé que les lésions attribuées uniquement autrefois aux microbes, à l'infection, étaient, le plus souvent, dues à des toxines;
que ces dernières soient directement secrétées par
eux, ou que d'autres conditions aient, durant la
maladie, entraîné leur formation. « Le processus
toxique, dit Charrin, est en définitive, celui qui
préside à la majorité des lésions infectieuses. »
L'expérimentation pratiquée sur les animaux
amène à considérer les lésions, produites par les
microorganismes, comme identiques à celles que
l'on obtient en injectant leurs poisons.

En changeant les conditions expérimentales,
on est arrivé à réaliser la marche aiguë, subaiguë et chronique des lésions et à en étudier
l'évolution. En employant des produits toxiques
variés, on a pu formuler cette conclusion : que,
quel que soient ces produits leur action sur les
éléments constitutifs des organes est identique
dans tous les cas ; la seule différence réside dans
l'électivité qu'ils présentent pour certains éléments
plutôt que pour d'autres.

L'étude anatomo-pathologique des lésions,

2

provoquées chez l'animal, permet de les identifier
à celles que l'on observe dans la clinique humaine ;
ainsi l'hépatite infectieuse expérimentale montre
des faits semblables à ceux que l'on observe dans
l'hépatite intersticielle, succédant à une maladie
infectieuse.

CLAUDE (*Recherches sur les lésions du foie et
des reins déterminées par les toxines micro-
biennes ; in. Presse Médicale 1897, p. 215*), à la
suite d'expériences, pratiquées sur l'animal, a mis
en évidence les lésions générales suivantes : lorsque *l'intoxication est aiguë*, de *courte durée;* on
trouve les *cellules hépatiques en dégénérescence*,
surtout à la périphérie du lobule, les *capillaires
intra-lobulaires* dilatés, laissant passer un grand
nombre de leucocytes, enfin *une prolifération
embryonnaire très légère du tissu conjonctif des
espaces portes*. Lorsqu'au contraire *l'intoxication
a été lente*, on observe les lésions suivantes plus
ou moins accentuées, suivant la nature de la toxine
étudiée : *sclérose en évolution des espaces portes;
altération des cellules hépatiques*, présentant, suivant les cas, de la *dégénérescence graisseuse, hyaline* ou *amyloïde.* d'autres fois de l'atrophie, par
places de l'hypertrophie, ou offrant même de rares
figures karyokinétiques ; *néo-canalicules biliaires*
en plus ou moins grande abondance; *développement variable du système capillaire intra-lobulaire
pouvant aller jusqu'à bouleverser la disposition
trabéculaire du lobule ;* enfin parfois, *légère cirrhose péri-sus-hépatique.*

L'infection première peut être générale ou locale et, suivant ces cas, emprunter des voies diverses pour amener les produits morbifiques au contact de l'organe hépatique ; avec ces voies variera également la topographie des lésions provoquées. Ces voies sont au nombre de trois principales : *l'artère hépatique*, qui sera surtout utilisée dans le cas d'infection ou d'intoxication générale ; les premières modifications seront alors constituées par de l'artérite et de la périartérite avec altérations nutritives des canaux biliaires ; puis vient *la veine porte* et enfin *le cholédoque*, voie directe et ascendante reliant l'intestin au foie.

Des trois voies, la veine porte reste la plus importante ; dans ce cas, ainsi que Hanot le fait remarquer, suivant l'état de la cellule hépatique, suffisante ou non, les lésions se borneront à de la pyléphlébite, ou bien la cellule succombant, le poison gagnera, en partie les veines sus-hépatiques, par l'intermédiaire desquelles l'organisme s'intoxiquera, en partie les canaux biliaires qui le rejeteront dans l'intestin, non sans en subir des dommages plus ou moins grands qui se traduiront par de l'angiocholite.

L'état du foie variera aussi suivant les conditions dans lesquelles la toxi-infection s'est effectuée ; cette dernière peut être passagère, comme dans toutes les maladies aiguës ; ou bien elle peut être continue : c'est le cas de notre seconde observation (suppuration chronique). Dans le premier cas le foie est rapidement atteint au maximum ; puis, la maladie infectieuse terminée, il évoluera dans un sens plus ou moins favorable, selon l'étendue et la profondeur des lésions qu'il a subies ; dans le second, ces lésions s'ajoutent les unes aux autres, s'accumulent en quelque sorte, jusqu'au moment où l'organe refuse un service que la destruction de ses éléments ne lui permet pas de remplir.

Ces lésions à marche lente ou rapide peuvent être partielles ou totales ; dans cette dernière hypothèse elles entraînent l'impotence fonctionnelle du foie et la mort s'ensuit fatalement et rapidement ; partielles, elles peuvent rester latentes pendant un temps variable, qui peut être aussi long que la vie elle-même ; mais lorsqu'il se produit des intoxications éventuelles quelconques, et quelle que soit leur nature, alimentaire ou infectieuse, le résultat final sera le même, l'organe déjà lésé ne pourra résister.

Ce résultat, déjà signalé, c'est l'insuffisance hépatique ; c'est elle qui commande la pathogénie des affections du foie. Quand on passe en revue les nombreuses fonctions qui sont dévolues à cet organe : fonctions glycogéniques, biliaires, hémato-poiétiques et surtout fonctions dépuratives de l'économie, sans compter la formation de l'urée et beaucoup d'autres sans doute, qui nous sont encore inconnues, on n'est plus étonné des conséquences profondes où leur trouble jette l'organisme, on le serait plutôt de les voir si souvent passer presque inaperçues ; nous étudierons les symptômes, qui les trahissent extérieurement, quand le moment sera venu de parler de ce syndrome, auquel Hanot a donné le nom d'hépatisme.

Un fait qu'il importe de signaler, au point de vue de la pathogénie du foie infectieux, c'est que le rein, chargé comme lui d'un rôle dépurateur, subit en général les mêmes influences, et qu'il est rare qu'il soit indemne, lorsque l'autre est atteint; c'est là un facteur à prendre en considération au point de vue du pronostic, le rein pouvant, dans une certaine mesure, pallier par son bon fonctionnement à quelques-unes des conséquences funestes, qui succèdent à l'inactivité de l'organe voisin.

CHAPTRE IV

Observations cliniques

Nous rapportons ici les deux observations recueillies au service de M. Haushalter et nous les
faisons suivre des résultats histologiques qu'à
fourni l'examen fait dans les deux cas.

OBSERVATIONS I (Inédite)

**Scarlatine. — Œdème. — Pâleur. — Hypertrophie du foie.
— Urines albumineuses. — Selles sanglantes. — Sub-
délire. — Coma. — Mort.**
**Autopsie : Néphrite intersticielle diffuse. — Cirrhose
embryonnaire, interlobulaire, trabéculaire.**

Marie M..., 4 ans 1/2.

Antécédents héréditaires. — Père bien portant ; a
encore quatre frères et sœurs bien portants ; deux sont
morts, l'un à sept ans, l'autre à neuf ans de scarlatine.

La mère est l'aînée de cinq enfants, tous vivants. Elle
se porte bien.

Ont eu 3 enfants. La petite malade était l'aînée.

Antécédents personnels. — Elle est née à terme, a
été élevée au sein jusqu'à 18 mois, a marché à un an ;
première dent à un an, n'a jamais eu de convulsion.

Rougeole à 3 ans, suivie de conjonctivité chronique.

Après le sévrage elle a été nourrie comme les parents,
toutefois n'a jamais eu de troubles intestinaux.

A quatre ans elle contracte la coqueluche, qui lui dure six mois. Pendant cette période elle a presque toujours gardé le lit, ne se levant que de temps à autre. Elle vomissait très souvent), présentait des ecchymoses sous-conjonctivales et aurait même eu quelques vomissements de sang pendant ces quintes. Ces dernières se présentaient au nombre de quinze ou vingt par jour. A ce moment elle eût mal aux yeux et cela pendant trois ou quatre mois ; ce n'était sans doute qu'une conjonctivité phlycténulaire, qui se compliqua de kératite, car il lui en resta une taie sur l'œil gauche. L'enfant tenait toujours la tête baissée, évitant la pleine lumière. On l'envoya à la campagne, chez ses grands parents ; elle en revint au commencement d'août 1895 parfaitement guérie et forte.

Histoire de la maladie. — Dans la nuit du 26 septembre, après avoir été à l'école comme d'habitude le jour précédent, elle fut prise d'une fièvre violente, le soir elle avait refusé toute nourriture ; le lendemain dans la matinée, l'enfant eût des convulsions et délira pendant un quart d'heure. La mère effrayée alla chercher le médecin qui crut à des convulsions essentielles, mais deux heures après son départ l'enfant fut rapidement couverte d'une éruption scarlatineuse type.

Le lendemain elle avait presque disparu.

Pendant sa maladie l'enfant prit du lait, du bouillon, même un peu de viande, sans avoir jamais présenté la moindre trace d'œdème. La mère affirme que ni dans la maison où la famille habitait, ni dans le voisinage, ni à l'école, ne se trouvait d'enfants atteints de scarlatine. La desquammation se fit par larges plaques.

Quinze jours après l'enfant se levait, avait bon appétit ; mais au bout de huit jours la mère s'aperçut que l'appétit se perdait de nouveau, que la figure était bouffie. Le médecin consulté examina les urines et y trouva beaucoup d'albumine. A ce moment elles étaient plus troubles qu'auparavant, mais encore assez abondantes. Bientôtaprès les jambes enflèrent, puis les parties génitales externes.

L'enfant eût en même temps de la diarrhée, cinq ou six selles par jour, jamais la mère n'y remarqua du sang.

Peu de temps après la petite malade se plaignit de douleurs dans les pieds, les mains et la tête, douleurs assez vives pour lui arracher des cris.

Cet état se maintint pendant tous le mois de novembre; la mère sur le point d'accoucher, fatiguée des soins continuels qui nécessitait l'état de l'enfant l'envoya à l'hôpital.

Elle y entra le 14 décembre au soir.

Etat actuel. — Le lendemain elle fut examinée et se présenta dans l'aspect suivant : enfant très pâle, offrant un œdème blanc généralisé, très considérable ; la face et les paupières sont bouffies ; il existe un léger degré de dyspnée, la petite malade est un peu délirante et à demi comateuse.

Les urines sont claires, et contiennent de l'albumine. Il y a eu trois selles, une selle sanglante pure, les deux autres diarrhéiques et mélangées de sang ; le ventre est gros, le foie volumineux, descendant jusqu'à l'ombilic.

Le pouls est très petit, dépressible ; les bruits du cœur sont lointains, assourdis.

La sonorité est normale aux bases en arrière, la respiration n'offre rien de particulier.

T. : 37°, soir ; 37°, matin.

Le lendemain 16 décembre, il y a eu quatre selles sanglantes depuis la visite de la veille, l'enfant ne délire pas. Les urines sont claires et présentent quelques rares sédiments ; elles renferment beaucoup d'albumine. Pas de sucre.

A l'auscultation les bruits du cœur sont assourdis ; l'intervalle entre deux révolutions cardiaques est plus grand que normalement, le rythme rapelle le tic-tac d'une montre qui va s'arrêter.

T. : 36º,6, soir ; 37º, matin.

Le soir on fait une injection de sérum artificiel et de caféine ; l'enfant n'a pas eu de selles de toute la journée ; elle présente du sub délire et succombe à huit heures dans le coma.

Autopsie. — A l'ouverture du thorax, on trouve un hydrothorax double assez prononcé, évalué à 300 grammes, environ, pour chaque plèvre.

La péricarde renferme un léger épanchement louche.

Il y a également un peu de liquide trouble dans le péritoine.

Le *sang* est fluide et a une couleur hortensia.

Le *cœur* pèse 120 grammes. Sa surface est jaune pâle et présente des arborisations veineuses. Le cœur droit et le cœur ganche sont dilatés ; les valvules auriculo-ventriculaires et sigmoïdes sont normales. A la coupe, le myocarde offre une couleur jaune mastic.

Poumons. — Il existe une légère adhérence pleurale à droite ; un peu d'œdème sous-pleural ; de l'emphysème à la partie antérieure. La partie postérieure ainsi que les bases sont congestionnées. A la coupe on constate également de l'emphysème et de l'œdème des deux côtés.

La muqueuse des deux derniers mètres de l'*intestin grêle* est congestionnée.

Le *Foie* pèse 770 grammes ; consistance ferme. La surface offre une couleur jaune mastic avec quelques taches plus jaunes et, par endroits, des placards violacés ; l'aspect extérieur est chagriné, granité, présentant de petites saillies, égales entre elles, cohérentes, surtout au niveau du lobe gauche. A la coupe on trouve une teinte mastic générale, mais sur le fond tranche un pointillé, jaune citron en certaines places, violacé en d'autres.

Examen microscopique du foie. — Les coupes du foie,

après durcissement à l'alcool, ont été colorées par le carmin et l'hématoxyline.

A un faible grossissement, on aperçoit, sur les coupes colorées au carmin, un élargissement des espaces portes, fortement teintés en rose. Les lobules sont encadrés d'une façon complète ou incomplète, par de nettes travées, vivement colorées, et prenant par places l'aspect de rubans limitant, d'une façon très précise, la périphérie du lobule.

Au faible grossissement, également, certaines parties du lobule, en général la partie centrale entourant la veinule sus-hépatique, présentent une coloration plus pâle.

Au fort grossissement :

Dans les espaces portes : Infiltration énorme de cellules rondes, tassées surtout autour des vaisseaux ; néo-formation très apparente de canalicules biliaires.

Autour des lobules : Trainées interlobulaires de cellules rondes, de cellules fusiformes, avec nombre considérable de néo-canalicules biliaires.

Par places, entre les lobules, au niveau de la section transversale d'un vaisseau, accumulation en petits amas de cellules rondes, formant un nœud, un renflement dans la trainée péri-lobulaire.

Par places rares, de la couronne embryonnaire du lobule partent des trainées de cellules rondes, pénétrant la périphérie du lobule et le dissociant.

Au voisinage des espaces portes on voit des traînées larges d'aspect, fibroïde, traversant quelquefois le lobule de part en part et le dissociant.

Dans le lobule. Les parties claires, moins colorées, généralement centrales, sont constituées par des cellules hépatiques arrondies, à contours mousses, d'aspect homogène, ne présentant plus la structure granuleuse normale; beaucoup, d'aspect vésiculeux, sont plus petites que normalement ; beaucoup n'ont plus de noyau apparent. Dans les parties moins colorées, les trabécules hépatiques ont perdu leur régularité, et les cellules altérées paraissent tassées au hasard.

Rate. — Poids 30 gr. Couleur lilas clair ; n'offre rien de particulier à la coupe.

Reins. — La décortication est facile, et une fois faite, la surface apparaît, présentant de fines arborisations veineuses et un fin piqueté violacé, tranchant sur le fond jaunâtre. La substance corticale présente le même piqueté sur le même fond ; la base des pyramides est violacée et leur extrémité jaunâtre.

Examen microscopique du rein (après coloration par le carmin et l'hématoxyline), La substance corticale offre des lésions intenses de glomérulite. On constate un épaississement scléreux de la capsule de Bowmann ; une transformation scléreuse totale d'un grand nombre de glomérules ; une infiltration de beaucoup de ces derniers par des cellules rondes. Infiltration de cellules rondes et de cellules fusiformes entre les glomérules, entre les tubes atrophées, autour des vaisseaux et dans leurs parois.

OBSERVATION II

Pleurésie purulente chronique. — Hémiplégie spasmodique et aphasie. — Amaigrissement. — Pâleur. — Cachexie. — Hypertrophie du foie. — Polyurie. — Absence d'albumine dans l'urine. — Diarrhée. — Mort dans le coma.

Autopsie : Hémiatrophie cérébrale, suite d'embolie. — Néphrite intersticielle diffuse. — Cirrhose embryonnaire, interlobulaire, monocellulaire. — (*Revue médicale de l'Est, 1*er *janvier 1896*).

X... Marie, 11 ans.

Père mort tuberculeux ; mère vigoureuse, bien portante ; pas d'autres enfants que la petite malade.

Elevée au biberon ; a marché à 14 mois ; fluxion de poitrine à dix mois.

En mai 1891, à l'âge de 7 ans, est prise de crachements de sang, de points de côté, de diarrhée ; elle est amenée à la clinique des enfants, dirigée à cette époque par M. le professeur Simon, qui constata l'existence d'un épanchement purulent à gauche ; la ponction est pratiquée ; pendant les mois de mai et juin, l'écoulement purulent persiste ; puis une amélioration semble se manifester.

En mars 1892, la fistule ne tarissant pas et la fièvre s'étant montrée de nouveau, l'enfant est placée dans le service de chirurgie de M. le professeur Heydenreich, qui pratique la résection costale ; une amélioration suit, qui dure jusqu'au mois de mai 1893 ; à cette époque la fièvre reparaît, l'enfant est très amaigrie, le côté gauche du thorax est fortement affaissé ; la plaie pleurale continue à suppurer ; une troisième intervention (résection costale) est jugée nécessaire et pratiquée le 5 juin 1893 par M. le professeur Heydenreich.

Le 9 juin 1893. — Quatre jours après l'opération, après s'être plaint dans la journée de maux de tête, l'enfant, à 4 heures du soir, vomit, puis est trouvée quelques instants après sans connaissance, les membres raidis, les yeux convulsés ; crises convulsives pendant 3 heures de durée ; le soir 40°.

10 juin. — Enfant inerte dans son lit ; hémiplégie droite complète ; pas de déviation de la face; la sensibilité paraît conservée ; ne répond pas aux questions ; mais paraît comprendre.

Température matin, 38° ; soir 37. — P. 156, petit.

11 juin. — Pupilles inégales ; contracture de la nuque; température normale.

13 juin. — Bras droit contracturé en flexion ; tremblement épileptoïde dans ce bras ; contracture en extension du membre inférieur ; déviation de la commissure labiale vers la gauche ; traits de la face moins marqués à droite l'enfant paraît comprendre ce qu'on lui dit ; mais répond *oui* indistinctement à toutes les questions.

25 juin. — Même état ; hémiplégie droite avec contracture ; exagération du réflexe patellaire ; aphasie motrice ; comprend ce qu'on dit, reconnaît les objets, les images, mais répond par *oui* à tout.

La température est normale.

Durant le mois de juillet, la contracture s'accentue, surtout dans le membre supérieur ; le bras est appliqué contre le tronc, l'avant-bras fortement fléchi sur le bras, la main en flexion sur l'avant-bras, et les doigts en demi-flexion. — Les dernières phalanges des doigts sont fortement renflées en baguette de tambour, surtout du côté hémiplégique. La sensibilité paraît intacte. L'état de l'aphasie demeure le même.

Le thorax est très aplati, dans tout le côté gauche, et les muscles thoraciques de ce côté sont très atrophiés ; la colonne vertébrale présente une scoliose à convexité droite très marquée ; le suintement purulent par la fistule pleuro-cutanée persiste, mais très amoindri. La respiration est normale à droite, suffisante à gauche dans la fosse sous-épineuse ; à la base gauche silence respiratoire.

La température, sauf pendant quelques jours vers le milieu d'août, où elle atteint 38° et 38° 5, demeure normale. L'appétit est normal, mais l'enfant a tous les jours plusieurs selles diarrhéiques.

Dans le courant de l'automne elle quitte l'hôpital pour rentrer dans sa famille ; elle revient à l'hôpital le 6 janvier 1894 ; l'état de l'hémiplégie et de l'aphasie est le même : la fistule thoracique suppure toujours ; l'état général est assez satisfaisant ; l'hypertrophie des dernières phalanges est énorme.

Dans le courant de 1894, l'*amaigrissement* et la *pâleur* s'accentuent ; le membre supérieur droit, contracturé en flexion est absolument fixe et rigide ; le membre inférieur est contracturé en extension ; mais l'enfant peut marcher assez facilement en fauchant ; elle ne parle pas, est assez gaie, aime la société des autres petits malades, avec lesquels elle joue ; elle paraît comprendre à peu près tout ce que l'on dit.

L'appétit est normal, mais la *diarrhée* persiste malgré tout traitement.

Vers le printemps 1894 l'amaigrissement croît encore ; la peau est sèche et pâle, le *foie très volumineux* descend jusque dans la fosse iliaque ; l'enfant ne tousse pas ; pas de fièvre ; la respiration est normale à droite, abolie à gauche, sauf dans la fosse sous épineuse et interscapulaire où elle est soufflante. On s'aperçoit à cette époque que l'enfant a une soif insatiable ; elle boit à tous moments l'eau au robinet, et la nuit se relève pour boire l'eau dans laquelle on met habituellement des fleurs ; elle boit indistinctement tout ce qu'elle peut prendre, quinquina,

tisanes, potions des autres malades, etc.; on constate en
même temps de la polyurie, dont il est difficile d'appré-
cier le degré exact, la diarrhée persistant, très abondante;
mais malgré cette diarrhée on arrive à recueillir journel-
lement 2 à 3 litres d'une urine très claire, presqu'incolore,
peu dense, qui à aucun moment, jusqu'à la mort, ne contient du sucre ou de l'albumine.

La fistule thoracique devient de plus en plus minime ;
la sécrétion est insignifiante. Apyrexie.

Dans le courant de l'été, la petite malade, qui depuis
l'apparition des accidents nerveux n'avait pu prononcer
que *oui*, arrive à dire très nettement le mot « Marie »
nom de l'infirmière.

Tout l'été, persistance de la diarrhée incoercible, de la
polydipsie, de la polyurie ; amaigrissement squelettique ;
la peau sèche, rugueuse, prend une *teinte jaune sale* ;
bientôt l'enfant cesse de se lever. L'état des symptômes
nerveux ne se modifie pas ; seul le caractère de la petite
malade devient plus triste, plus maussade.

Après avoir été abattue, somnolente pendant quelques
jours, le 10 décembre 1894, l'enfant tombe dans le *côma* ;
le même jour, à plusieurs reprises convulsions générali-
sées ; le côma persiste jusqu'au 12, jour où succombe la
petite malade.

Autopsie. — A l'ouverture du thorax on trouve le péricarde pariétal adhérent en avant au sternum, en arrière
au cœur, à gauche à la plèvre pariétale.

Le poids du *cœur* est de 140 grammes ; le myocarde est
très pâle : l'épaisseur des parois au niveau du ventricule
gauche est de deux centimètres, au niveau du ventricule
droit de six milimètres ; les valvules auriculo-ventriculaires et sigmoïdes sont normales, de même que l'aorte.
Le *poumon droit* est mou, pâle, ne contient nulle part
trace de tubercules anciens ou récents ; plèvre droite
absolument normale.

Poumon gauche, transformé en un moignon du volume d'un gros œuf de poule ; le tissu pulmonaire condensé, grisâtre, privé d'air, à l'aspect du caoutchouc ; nulle trace de lésions tuberculeuses, plèvre viscérale et pariétale adhérente, coiffant le poumon ; la plèvre est transformée en une membrane épaisse, dure, fibreuse, ne présentant nulle part de lésions d'apparence tuberculeuse ; au point correspondant à la fistule pleuro-cutanée, existe une petite cavité contenant à peine 10 grammes de pus ; le trajet fistuleux, long de 2 centimètres au plus, a un diamètre à peine apparent.

La muqueuse de la partie supérieure de *l'intestin grêle* est injectée, et, par places, hémorrhagique ; rien d'anormal dans les follicules clos et les plaques de Peyer.

Foie très volumineux ; Poids : 1,770 grammes ; surface lisse ; couleur jaune marbre, consistance ferme ; à la coupe aspect brillant et granité tout spécial ; la plus grande partie de la section a une couleur blanche lardacée; tranchant sur ce fond, surtout vers la périphérie, petites plaques jaunâtres à contours polycyliques, disséminées ou agglomérées, un peu saillantes ; en versant sur une tranche mince du foie de la teinture d'iode diluée, on obtient par places la coloration acajou caractéristique de la substance amyloïde ; par addition d'acide sulfurique dilué, cette teinte vire au violet.

Examen microscopique du foie. — (après coloration à l'hématoxyline et au picrocarmin). Par transparence, les coupes montrent, par places, des plaquards vivement colorés, irréguliers, à bords déchiquetés, ramifiés, correspondant à des ilôts de tissu conjonctif.

Au microscope : parois des vaisseaux, épaissies, hyalines, amorphes ; dans les parties envahies par du tissu conjonctif, les vaisseaux sont entourés d'une bande fibreuse large.

Autour des veines centrales lobulaires, accumulation,

en amas, de cellules rondes formant une large zône ; accumulation de cellules rondes dans les espaces portes très distendus ; par places, infiltration des travées, le long des capillaires, par des cellules rondes partant des espaces portes ; dissociation des éléments cellulaires du foie par les cellules rondes ; en certains points, la trace des cellules hépatiques a disparu, et le lobule est transformé en une masse embryonnaire ; dans les points où les cellules hépatiques existent, elles ont perdu leur aspect normal et pris l'apparence de blocs amorphes, irréguliers, sans noyau, prenant difficilement le colorant, mais se teintant d'une façon caractéristique par les réactifs de la substance amyloïde ; çà et là, au milieu de ces blocs amyloïdes, amas de cellules hépatiques graisseuses, vésiculeuses, dissociées par des cellules fusiformes ou rondes, et par des capillaires très apparents, çà et là aussi quelques travées hépatiques normales. Néoformation énorme de canalicules biliaires bourgeonnants ; par places, ils forment dans les espaces portes de véritables amas ; ailleurs ils prédominent entre les lobules ; on en voit, disséminés par petits amas, au sein de la substance amyloïde. Par endroits l'espace porte et périlobulaire est envahi par du tissu fibreux parfait, sous forme de bandes, plus ou moins larges, plus ou moins bifurquées.

Rate. — Poids, 180 grammes ; surface lisse ; consistance dure ; à la coupe aspect de chair musculaire.

Reins. — Poids de chaque rein : 100 grammes. Décortication facile ; surface bosselée, cloutée ; les mamelons saillants de la surface ont des dimensions variant de celles d'un grain de chenevis à celles d'un pois ; les uns sont d'un jaune lardacé, les autres d'un jaune piqueté. Le rein, à la coupe, a l'aspect d'un gros rein blanc ; la substance corticale est un peu diminuée d'épaisseur ; la substance pyramidale est très pâle ; les pyramides sont séparées par du tissu blanc lardacé.

Examen microscopique du rein. — (Après coloration à l'hématoxyline et au picro-carmin). (Substance corticale, coupes transversales).

Par transparence, on note sur les coupes du rein, faites dans la substance corticale, de larges plaquards vivement colorés, à bords dentelés, arborisés, envoyant des prolongements les uns vers les autres.

Au microscope : diminution de la lumière des vaisseaux ; épaississement et transformation amyloïde des parois.

Par places dans les parties les plus vivement colorées, englobant ordinairement un certain nombre de glomérules, de larges amas de cellules rondes ont remplacé la substance rénale, dont les traces de tubes en ces points sont représentés par des espaces aréolaires vides ou englobant des blocs hyalins ; en ces points les glomérules sont encadrés d'une zone embryonnaire plus ou moins épaisse d'où rayonnent des traînées secondaires ; transformation hyaline partielle du bouquet glomérulaire ; atrophie d'un certain nombre de glomérules et envahissement par les cellules rondes.

Encéphale. — Nous ne rapportons pas ici cette partie de l'observation ayant trait aux lésions présentées par le système nerveux, nous bornant à dire que l'hémisphère gauche était atrophié et l'extrémité de la carotide interne gauche, presqu'au moment de sa bifurcation, obturée par un caillot, infiltré de cellules rondes.

CHAPITRE V

Les lésions anatomo-pathologiques, observées
dans la cirrhose infectieuse, nous sont connues,
de par l'examen macroscopique et histologique
exposé dans les deux observations précédentes.

Gastou en a réuni plusieurs exemples, dans son
travail, ayant généralement trait à l'adulte; ils lui
sont personnels ou tirés de la thèse de Guiter ;
nous nous bornerons à en rapporter un qui nous
intéresse plus particulièrement comme s'étant
produit chez un enfant, consécutivement à une
scarlatine; il est du reste fort bref.

*P... sept ans. — Urémie scarlatineuse. — Rougeole
ancienne, — Mort. – Gros foie infectieux.* (In thèse
Gastou).

Autopsie. — Foie : 1050 gr., aspect violacé de la surface avec petites plaques lenticulaires jaunes. Un peu de
dureté à la coupe.

Examen histologique. — 2/2. Disparition de l'aspect
lobulaire ; aspect uniformément jaunâtre à la coupe. Cependant sur des coupes colorées à l'hématoxyline, on voit
des lobules plus colorés à la périphérie qu'au centre. Dila-
tations veineuses.

2/8. Endo-péri-phlébite sus-hépatique et porte ; endo-
périartérite. Cellules hypertrophiées tuméfiées, il semble

qu'elles sont fragmentées en blocs d'apparence vitreuse, pas de noyaux.

Bactériologie. — Négative.

D'une façon générale, les lésions sont celles de la cirrhose mixte, à la classe desquelles appartient le plus souvent la cirrhose infectieuse.

Est-il possible de décrire plusieurs types de cette dernière en se basant sur la localisation des lésions ? Gastou a essayé de le faire et aboutit aux deux suivants.

*1*er *type.* — Un foie de volume normal ou atrophié, avec des tâches eccymotiques dues à des zones de congestion sanguine portale ou artérielle, et des tâches jaunâtres, constituant ce qu'il appelle les plaques infectieuses, et formées par la dégénérescence graisseuse des cellules ; nous en avons constaté l'existence à l'examen des foies de nos deux observations.

Consistance assez prononcée à la coupe qui présente des granulations jaunâtres de même origine que les plaques.

Au microscope, on constate des travées, constituées par des amas de cellules conjonctives embryonnaires, séparant les lobules les uns des autres et remplissant les espaces portes qui sont élargis ; elles pénètrent le lobule en suivant les capillaires qui relient la veine porte au système sus-hépatique et étouffent plus ou moins les cellules hépatiques qui deviennent vitreuses ou hyalines. La cirrhose est donc dans ce cas capillaire et trabéculaire, en plus elle est infectieuse de par son origine et embryonnaire par l'état des cellules qui constituent les travées.

2ᵉ type. — Il est décrit sous le nom de cirrhose capillaire, trabéculaire, infectieuse, biliaire. Le volume du foie est augmenté, ainsi que sa consistance ; la coupe présente des granulations jaunâtres sur un fond vert.

Histologiquement l'infiltration embryonnaire est surtout accentuée à la périphérie du lobule, qui peut-être dissocié par des travées qui le pénètrent : mais elles ne suivent pas aussi nettement que dans la forme précédente les capillaires intralobulaires.

Entre ces anneaux conjonctifs se trouvent des portions de lobule hépatique, dont l'aspect clair trahit l'état de désintégration cellulaire.

Ce qui caractérise plus particulièrement cette deuxième forme, c'est la présence considérable de néo-canalicules biliaires. Sur la formation de ces canalicules les avis sont partagés, les uns veulent qu'ils soient formés aux dépens des cellules hépatiques, revenues à l'état embryonnaire par suite de l'irritation que cause sur elles l'agent toxi-infectieux ; d'autres y voient un canal creusé par la bile dans les prolongements, formés de cellules embryonnaires, qui naissent des travées et pénètrent dans le lobule ; enfin une dernière opinion, qui semble la plus acceptable, leur refuse une origine récente et en fait d'anciens canalicules, mis en évidence par le retrait des lobules hépatiques ou l'inflammation du tissu conjonctif qui les baigne. Quelque soit du reste la théorie de leur origine ces nouveaux canicules caractérisent la deuxième forme de cirrhose ; c'est à celle-là que se rapportent nos deux observations.

La localisation ou plutôt l'aspect des lésions a fourni un moyen de décrire des types différents de cirrhose infectieuse, en existe-t-il d'autres ? On pourrait essayer d'en créer plus ou moins artificiellement en se basant sur l'intensité des lésions, mesurée par leur étendue et l'état de la cellule hépatique ; ou bien encore sur leur ancienneté que trahira l'état encore embryonnaire de l'infiltration ou au contraire sa transformation plus ou moins accusée en tissu de sclérose ; on pourrait l'essayer ; mais pour cela il faudrait disposer d'un nombre assez grand d'observations, les caractères étant en général peu tranchés. L'apparition de néocanalicules biliaires et l'augmentation de volume du foie sont de bons caractères distinctifs ; mais à côté, on retrouve, dans tous les cas, des altérations de la cellule hépatique, de l'inflammation des capillaires et une infiltration d'éléments conjonctifs ; au sujet de ces derniers, la plupart des observations que nous avons pu nous procurer les ont présentés à leur phase embryonnaire. (Notre observation II les montre cependant à tous les stades de leur développement) ; une classification basée sur leur ancienneté serait donc peu commode ; les malades qui meurent de cirrhose infectieuse, succombent en général avant que l'organisation du tissu conjonctif soit effectuée, ou du moins à un moment où elle est à peine ébauchée, quelques cellules embryonnaires commençant çà et là à présenter un aspect fusiforme.

En somme les lésions rappellent celles que l'on observe généralement dans le foie des malades ayant succombé à une infection générale, sans symptômes hépatiques nets, seulement elles sont ici plus accusées, l'organe ayant été plus profondément atteint.

Le foie infectieux présente des lésions n'indiquant qu'une simple réaction de ses éléments contre l'infection, réaction qui se traduit par une légère infiltration embryonnaire, localisée surtout autour de la veine porte, par des cellules hépatiques tuméfiées et troubles, avec multiplication de leurs noyaux, toutes lésions qui peuvent guérir ; celles de la cirrhose infectieuse au contraire sont l'indice d'une organisation nouvelle, irrémédiable et progressive ; elles sont le terme extrême où aboutissent celles du foie infectieux banal.

Toutes les lésions que nous venons de décrire, nous les avons trouvées dans nos deux observations : les espaces portes y étaient considérablement élargis et bourrés de cellules embryonnaires ; les lobules dissociés par des travées les pénétrant ; dans les deux cas nous avons observé la formation de néo-canicules biliaires ; seulement tandis que dans l'observation I, les cellules hépatiques étaient simplement en dégénérescence hyaline et offraient un aspect vésiculeux ; dans l'observation II les lésions moins aiguës, mais datant de bien plus longtemps, étaient plus accusées. Nous y constatons, en effet par places, l'absence totale des cellules hépatiques, remplacées par des masses embryonnaires ; les veines centrales lobulaires sont entourées d'une épaisse couronne de cellules embryonnaires, ce qui n'existait pas encore dans l'autre observation ; enfin dans les endroits où les cellules hépatiques avaient subsisté, elles offraient, soit de la dégénérescence amyloïde, soit de la dégénérescence vitreuse ou granulo-graisseuse. En somme, ce qui dominait dans ce dernier foie, c'était la diffusion, l'irrégularité des lésions conjonctives, que l'on trouvait à tous les âges : tissu embryonnaire, cellules fusiformes, tissu conjonctif fasciculé ; c'était la néoformation abondante de canicules biliaires et enfin l'altération profonde des cellules hépatiques. Il est peu probable qu'il s'agisse ici de ce que les auteurs appellent cirrhose hypertrophique graisseuse des tuberculeux, l'enfant n'ayant présenté aucune lésion tuberculeuse démontrée à l'autopsie, ni dans la plèvre, ni ailleurs.

Nous avons vu au chapitre de la pathogénie, des lésions produites par l'expérimentation, analogues à celles que nous venons d'étudier, mais moins profondes, l'intoxication expérimentale n'ayant pas duré des années, comme ce fut le cas chez notre petit malade.

L'examen anatomo-pathologique de nos deux cas nous permettra d'étudier rapidement les lésions du rein qui accompagnent la cirrhose infectieuse ; nous avons vu que ce dernier organe restait rarement dans son intégrité première et que le plus souvent l'infection l'atteignait au même titre que le foie ; les reins de notre seconde malade (obs. II), sont particulièrement intéressants à ce sujet ; nous y trouvons une sclérose partielle de la capsule de Bowmann, une transformation fibreuse d'un certain nombre de glomérules, de la sclérose interbulaire ; un grand nombre de tubes contournés sont bourrés de débris épithéliaux amorphes. C'est donc bien là de la néphrite intersticielle diffuse avec des altérations épithéliales ; joignons-y l'hypertrophie de l'organe et nous devrons reconnaître que les lésions sont analogues à celles observées dans le foie ; foie et rein ont été atteints de la même façon, ce résultat est conforme à ce que nous apprend l'expérimentation par les poisons microbiens.

L'étude bactériologique du foie malade, faite à l'aide de coupes ou de cultures, a donné des résultats variables ; le plus souvent, il y a absence complète de microbes ; mais, que l'examen soit positif ou négatif à ce point de vue, toujours les mêmes altérations histologiques s'observent. Les agents, lorsqu'on les rencontre, appartiennent à des espèces nombreuses, ce sont principalement des streptocoques, des staphylocoques, des diplocoques, qui occupent surtout les capillaires et le parenchyme ; on a signalé aussi des bâtonnets, de prérence dans les voies biliaires.

Ces examens négatifs s'expliquent facilement si l'on songe qu'au moment où ils sont effectués, la période infectieuse proprement dite est terminée, souvent depuis fort longtemps ; il n'en subsiste plus que l'hépatite et souvent aussi la néphrite lorsqu'elle coexiste. Les lésions continuent à évoluer pour leur propre compte, bien que l'état pathologique antérieur, qui les a provoquées, ait actuellement disparu.

En résumé, la cirrhose infectieuse se présente sous l'aspect général suivant : Inflammation des vaisseaux et des capillaires, amas de cellules embryonnaires entre les lobules et à l'intérieur des lobules, tissu qui peut plus ou moins s'acheminer vers la sclérose confirmée ; dégénérescence des cellules hépatiques et, dans certaines formes, présence de néo-canalicules biliaires en très grand nombre.

CHAPITRE VI

Symptomatologie de la cirrhose infectieuse

Il n'est pas facile de pourvoir la cirrhose infectieuse d'une symptomatologie nette et spéciale ; la meilleure preuve en est qu'une bonne partie des cas est une surprise d'autopsie et qu'il est permis de penser que la majorité passe inaperçue. Cependant, quoique les symptômes qui l'accompagnent généralement ne soient en rien pathognomoniques, leur réunion en plus ou moins grand nombre en peut faire soupçonner fortement l'existence.

Avant de les passer en revue, il ne serait pas inutile de dire quelques mots de ce qu'on a désigné sous le nom d'hépatisme : le rein et le foie ayant des fonctions physiologiques analogues, chargés tous deux de la transformation et de l'élimination des produits toxiques, il était naturel de calquer l'histoire pathologique du second sur celle du premier, de placer en face du tableau symptomatique de l'insuffisance rénale celui de l'insuffisance hépatique ; c'est ce que l'on a fait. Conformément à cette tendance et correspondant au brigthisme on a décrit le syndrôme *hépatisme* que nous étudierons dans un instant ; on a même poussé l'analogie plus loin, et Hanot a décrit sous le nom de petits signes ou petits accidents de l'hépatisme les symptômes prémonitoires, qui précédent la période d'insuffisance fonctionnelle du foie, comme Dieulafoy l'avait fait pour le rein, et dont voici le résumé : « Troubles dyspeptiques, météorisme, constipation, urobilinurie, teinte urobilinique du tégument, quelquefois teinte bronzée, acholie pigmentaire, glycosurie alimentaire, prurit, épistaxis, hémorrhagies gingivales, hémorroïdes, œdèmes localisés, crises de diarrhée. »

Les produits toxiques, de provenances diverses, n'étant plus détruits dans le foie, il en résulte un état particulier, se traduisant par les signes habituels suivants : *Pâleur de la peau* qui prend une teinte cachectique jaune sale, œdèmes, hémorrhagies de sources diverses et enfin urobilinurie. Ces symptômes semblent ne jamais manquer tous â la fois, c'est à leur réunion, à ce syndrôme. qu'Hanot a donné le nom d'*hépatisme*. »

Les *Œdèmes* constatés sont fugaces et variables de siège, on les rencontre à la face, aux malléoles à la paroi abdominale, aux organes génitaux externes, etc. ; leur cause est moins facile à décrire que leur présence à constater ; dans bien des cas, et c'est ce qui se produit dans nos observations, il est presque impossible de faire la part exacte du foie et du rein, lorsque tous deux ont été atteints par l'infection ; cependant il semble que l'œdème rénal soit plus développé et moins variable que celui provoqué par la lésion du foie ; l'examen des urines pourra parfois donner des indications, car dans certains cas elles renferment de l'albumine (obs. I).

On peut fournir une explication à ces œdèmes en les attribuant à l'altération du sang, altération constatée à l'autopsie et qui s'explique, si l'on songe qu'il charrie les produits toxiques les plus divers ; de plus il est appauvri en globules rouges, le foie étant, il ne faut pas l'oublier, un des organes les plus actifs de l'hématopoièse.

Cette dyscrasie sanguine nous explique en partie aussi les *hémorrhagies* ; cutanées ou muqueuses, elles affectent les formes les plus diverses : Purpura, pétéchies, ecchymoses ; on rencontre encore, signalés dans les observations, les épistaxis, qui seraient plus particuliers aux enfants, les métrorrhagies, les hématémèses, les entérorrhagies ; ces deux dernières variétés ont donné naissance à diverses hypothèses : on les a attribuées à la difficulté qu'éprouvait la circulation porte à son passage dans le foie cirrhotique ; d'autres pensent avec Dieulafoy que l'extension de l'inflammation veineuse aux ramuscules origines de la veine porte rend ces derniers plus prédisposés aux ruptures et les explique suffisamment ; d'autres enfin, les ont rattachées à l'état dyscrasique du sang.

Les urines renferment souvent des pigments biliaires ; l'urée y est diminuée, fait peu étonnant si l'on songe que le foie en est le principal organe formateur ; les urates augmentés se traduisent par une sédimentation plus ou moins abondante ; l'*Urobiline* serait constante ; l'albumine au contraire fort variable et sa présence paraîtrait se rattacher à la connexité d'nne néphrite, sans toutefois que cette dernière s'accompagnât forcément d'albuminurie (obs. II).

En résumé donc quatre grands symptômes : pâleur, œdèmes, hémorrhagies, urobilinurie. On y joint dans la majorité des cas : *l'amaigrissement*, qui varie avec la marche plus ou moins rapide de l'affection, les *troubles nerveux* se traduisant par du délire, de l'agitation, ou au contraire de la stupeur et du *coma* (coma dans lequel nos deux malades ont succombé, surtout la seconde).

La *fièvre* semble pouvoir manquer, c'est le cas de nos deux observations, il est vrai que dans l'obs. I la mort étant survenue deux jours après l'entrée à l'hôpital, il n'est pas permis d'être affirmatif à ce sujet.

Les *troubles digestifs*, caractérisés par des vomissements et de la diarrhée, semblent fréquents surtout au début.

Mais à côté de cette énumération symptômatique, les signes hépatiques, proprement dits, sont absolument variables : l'ictère manque le plus souvent, 19 fois sur 20 (E. Stack) ; parfois on constate une teinte subictérique, reconnaissable surtout aux conjonctives, la teinte jaune cachectique des téguments prêtant à la confusion. Tantôt il y a de l'ascite, tantôt ce symptôme manque, l'auteur précédent le regarde cependant comme à peu près constant ; on trouve la rate grosse, ou au contraire de volume normal ; rien de précis, comme on le voit.

Cependant, le plus souvent, le foie est hypertrophié, et c'est ce qui attire l'attention de son côté ; il faut en effet convenir qu'en pratique les symptômes que nous venons d'énumérer peuvent presque tous être attribués à des causes autres que l'affection qui nous occupe actuellement. C'est ainsi que, chez notre première malade, ils s'harmonisaient à peu près tous avec l'existence d'une néphrite post-scarlatineuse, néphrite ayant du reste causé la mort ; cependant le diagnostic de cirrhose infectieuse fut porté pendant la vie, l'attention ayant été mise en éveil par l'hypertrophie du foie et les selles sanglantes qui l'accompagnaient. C'est encore son augmentation de volume qui, dans la deuxième observation, faisait soupçonner la dégénérescence amyloïde de l'organe ; la cachexie profonde que l'on observait pouvait également s'expliquer par la suppuration chronique que présentait la malade depuis plusieurs années.

Il semble que, lorsque la marche de l'affection hépatique est rapide, l'organe n'a pas le temps de présenter les symptômes habituels de la cirrhose du foie ; la cellule hépatique est détruite et la mort s'en suit, avant que les lésions du tissu conjonctif aient eu le temps de s'organiser de façon à les faire naître ; cela nous expliquerait l'absence fréquente d'ictère et d'ascite.

Quand elle se prolonge et affecte une évolution suraiguë, ces symptômes apparaissent le plus souvent ; c'est ainsi que, dans la plupart des observations d'adultes recueillies par Gastou, on constate, à des degrés variables, les deux signes précédents.

Peut-être pourra-t-on plus tard établir des types de cyrrhoses infectieuses suivant que l'on constatera ou non : ictère, ascite, atrophie ou hypertrophie du foie, etc..., etc... ; actuellement il est difficile, sinon impossible, de tracer un tableau clinique, unique, de l'hépatite intersticielle, de la cirrhose infectieuse, et on s'explique qu'elle puisse passer inaperçue.

Complications. — A l'étude des symptômes doit s'ajouter celle des complications, qui en est le complément. Parmi elles, il faut citer les épanchements articulaires ou vicéraux ; la pleurésie très fréquente, les bronchites ; les néphrites accompagnent très souvent l'évolution infectieuse du foie. E. Stack signale l'existence de ces dernières, constatée cliniquement et à l'autopsie, une fois sur trois. Enfin les hémorrhagies, qui, par leur abondance, peuvent cesser d'être un symptôme pour devenir uue complication.

Le foie désorganisé n'offre plus aux infections

secondaires une résistance suffisante, on s'explique alors que celles-ci, et particulièrement celles qui tirent leur origine du tube gastro-intestinal, où la bile ne s'écoule plus normalement, puissent envahir le foie par la voie ascendante biliaire.

Devenu centre d'infection, il va rendre à l'organisme ce qu'il en a reçu ; c'est de lui que partiront les micro-organismes qui iront de tous côtés causer des complications nombreuses et nouvelles : l'endocardite, la méningite, la péritonite, les affections broncho-pulmonaires, les arthrites, les suppurations les plus diverses, etc. ; comme le dit Gastou, le foie infecté devient infectant.

Voilà le tableau symptomatique de la cirrhose infectieuse esquissé d'après l'état actuel de nos connaissances ; nous dirigeant à l'aide de ces notions bien établies, essayons de les appliquer aux deux cas que nous avons rapportés :

L'observation I est un exemple de cirrhose à marche aiguë, la cause infectieuse qui date de deux mois n'est pas douteuse, bien que nous ne l'ayons pas observée directement ; l'interrogatoire, joint à cette desquammation en larges plaques ne laisse aucun doute à ce sujet, c'est bien la scarlatine que l'on trouve à l'étiologie. L'état dans lequel se présente la petite malade est assez embarrassant, tous les signes sont d'accord avec l'hypothèse d'une néphrite port-scarlatineuse banale ; on constate seulement une forte hypertrophie du foie, il n'y a, il est vrai, ni ascite, ni ictère, mais leur absence n'infirme pas la possibilité d'une cirrhose infectieuse, dont ils sont des signes inconstants ; enfin les hémorrhagies intestinales viennent confirmer cette façon de penser.

Quant à limiter nettement la part qui revient au foie et au rein dans la terminaison fatale, c'est impossible ; l'enfant succombe probablement aux deux causes à la fois, à l'insuffisance rénale et à l'insuffisance hépatique.

L'autopsie permet de constater de légers épanchements dans les séreuses, surtout dans les plèvres, qui offrent un hydro-thorax assez développé ; la pleurésie, signalée comme complication fréquente, existe à l'état de vestiges : adhérences très légères du côté droit ; enfin l'étude microscopique du foie et du rein ne laisse aucun doute sur l'existence d'une cirrhose mixte et d'une néphrite interstitielle.

Dans l'observation II, la marche a été lente, chronique ; la cause première est une vieille pleurésie purulente qui agit en tant que cause infectieuse ; les lésions sont restées longtemps latentes, s'accumulant jusqu'au moment où elles ont suffi à amener la mort ; ce qui attire particulièrement l'attention dans cette observation, curieuse à plus d'un titre, ce sont les accidents nerveux survenus chez cette petite malade au cours de l'empyème, et qui sortent de notre sujet ; ici encore, concordant avec la symptomatologie

établie, nous notons une hypertrophie considérable
du foie qui descendait dans la fosse iliaque, hypertrophie que l'on attribuait à la dégénérescence
amyloïde ; une diarrhée incœrcible qui dure un
an et demi ; un amaigrissement progressif, qui
n'avait pas eu le temps de se produire dans le cas
précédent, et qui, dans celui-ci, finit par aboutir
à un état squelettique ; la pâleur, qui, à la période
terminale offre la teinte jaune sâle observée dans
les cachexies. Enfin la dépression et le coma final,
accompagné d'accidents éclamptiques, cadrent
bien avec l'insuffisance du foie et du rein. Là
encore la part reste à faire entre ces deux organes ;
peut être les accidents convulsifs pourraient-ils
être plus spécialement attribués au rein, ceux énumérés précédemment au foie.

A la période terminale ces deux organes mar-
chent pour leur propre compte vers l'issue fatale ;
à ce moment, en effet, la cause première a cessé
d'agir, la pleurésie peut être considérée comme
guérie depuis plusieurs mois, une fistulette, absolument insignifiante, subsistant seule encore.

Notons ce fait, fréquent du reste, qu'avec les
signes microscopiques les plus nets d'une sclérose
rénale, il n'y a eu à aucun moment de l'albumine
dans l'urine.

CHAPITRE VII

Diagnostic de la Cirrhose infectieuse.

Dans les formes aiguës ou subaiguës terminées
par la mort, le diagnostic est difficile, les lésions
du foie restant le plus souvent peu nettes ou
même latentes ; cependant les symptômes de l'insuffisance hépatique, déjà énumérés, peuvent,
quand ils existent, mettre sur la voie. L'ictère ou
le sub-ictère, rarement observés chez l'enfant,
l'hypertrophie du foie plus fréquente, et les autres
signes déjà décrits peuvent attirer l'attention. La
difficulté se complique de ce fait, plusieurs fois
signalé, qu'il est souvent impossible de départir
au rein et au foie la part qui leur revient.

Quand la marche de l'affection est chronique, le
diagnostic se pose à l'aide des symptômes habituels de la cirrhose, joints aux signes de l'insuffisance hépatique; il faut alors chercher à remonter
à la cause, et arriver au diagnostic étiologique
par exclusion : on se demandera si cette cause
est l'alcoolisme, la syphilis, le paludisme, ou si
enfin ce n'est pas une infection ; les antécédents
répondront, en général, à ces questions : dans le
cas où la cirrhose constatée succède nettement à
la dernière, on pourra lui appliquer l'épithète de
post-infectieuse.

Gastou semble accorder une grande valeur diagnostic à la présence, dans l'urine, de l'urobiline, « ce pigment du foie malade. » (Hanot); nous ne croyons pas que la recherche en ait été faite dans les cas que nous avons cités (certainement pas dans l'obs. I, l'enfant n'étant restée que deux jours à l'hopital).

Lorsqu'il y a un épanchement dans la cavité péritonéale, ce qui n'est pas constant, il faudra faire la distinction avec la péritonite tuberculeuse à forme ascitique, distinction parfois subtile, puisque, sur les trois cas personnels de Laure et Honorat, deux fois la confusion fut faite et la réalité de l'affection reconnue seulement à l'autopsie. La chose s'explique d'autant plus facilement que Pitt a observé des cas où la cirrhose compliquait une tuberculose abdominale.

Sauf lorsque cette coexistence rare se produit, l'inoculation du liquide ascitique au cobaye, en éliminant l'hypothèse de tuberculose ou, au contraire, en la faisant admettre, pourra lever les difficultés.

L'hypertrophie de la rate, quand elle existe, peut enfin être un bon signe ; mais il est trop inconstant pour que son absence puisse permettre de nier la cirrhose hépatique.

Son diagnostic toujours délicat est donc souvent impossible.

CHAPITRE VIII

Pronostic de la cirrhose infectieuse.

Le pronostic est très sérieux, il dépend de l'intensité des lésions hépatiques, de leur étendue, et surtout de l'état de la cellule ; c'est ce qui a fait dire à Hanot : « Le diagnostic se tire de l'état du tissu conjonctif, et le pronostic de l'état des cellules hépatiques. »

La mort est proche lorsqu'on observe les symptômes de l'insuffisance de l'organe : pâleur, hémorrhagies, œdèmes. La terminaison fatale s'observe plus ou moins tôt et l'état du rein doit jouer un rôle important dans cette variabilité ; tant qu'il fonctionne, il peut fournir, dans une certaine mesure, une voie d'excrétion à l'abondance des produits toxiques que le foie laisse accumulés dans l'organisme.

Nos deux observations en sont un bon exemple, dans la première, les symptômes de l'insuffisance hépatique sont nettement observés, et à côté de cela le rein est profondément touché, l'albuminurie, les œdèmes considérables le prouvent déjà pendant la vie ; le pronostic fatal ne tarde pas à se réaliser et la mort survient avec des accidents éclamptiques.

Dans l'autre observation, au contraire, la durée des accidents est longue et la première atteinte du foie remonte probablement au début de la pleurésie, c'est-à-dire plus de trois ans avant la fin ; mais ici le rein, sans être intact a fonctionné jusqu'au bout, on n'a jamais constaté ni albumine, ni œdèmes ; le foie devient lentement insuffisant et l'enfant meurt dans la cachexie consécutive à cette insuffisance.

On peut dire cependant que la durée de l'affection est courte ; cinq mois en moyenne pour E. Stack ; sur les 20 cas qu'il cite, 5 n'ont duré qu'un mois. L'évolution est généralement plus rapide chez l'enfant que chez l'adulte ; D'Espine lui donne une durée moyenne de deux ou trois ans au maximum ; il cite un cas prolongé pendant quatre ans, et en rapporte de trois mois, deux mois et demi, quarante-cinq jours et six semaines, avec cette restriction toutefois, que la période de latence a pu être beaucoup plus longue.

La guérison ne semble pas pouvoir se faire lorsque la cirrhose vraie est confirmée, que le tissu conjonctif est organisé, dans les cas d'hépatite interstitielle aiguë, à la phrase embryonnaire, il est permis de supposer possible la *restitutio ad integrum* ou, du moins, l'arrêt des lésions.

Peut-être sont-ce ces foies qui plus tard, sous l'influence de l'alcoolisme, feront plus facilement de la cirrhose atrophique.

CHAPITRE IX

Traitement de la Cirrhose infectieuse.

Comme traitement, il n'y a presque rien à dire ;
cependant quelques indications générales sont à
remplir : le foie étant impuissant à élaborer et à
éliminer les toxines, il est naturel de chercher
à éviter leur introduction dans l'économie ; d'où
nécessité d'établir le régime lacté et de faire, dans
la mesure du possible, de l'antiseptie intestinale ;
à côté de cela on a préconisé le calomel à petites
doses, longtemps continuées, la médication toni-
que : ce ne sont là que des moyens palliatifs,
souvent illusoires ; quand la cellule hépatique est
détruite, les conséquences fatales en sont impos-
sibles à conjurer.

CONCLUSIONS

I. — La cirrhose consécutive aux maladies infectieuses est rare chez l'enfant. Elle succède le plus souvent, chez eux, à une maladie éruptive et particulièrement à la scarlatine.

II. — Les lésions, qu'elle présente, sont en général celles de la cirrhose mixte et rappellent de très près celles que l'on obtient expérimentalement sur les animaux à l'aide de poisons microbiens.

III. — Les troubles qui l'accompagnent sont dûs à l'insuffisance du foie et se traduisent par les quatre grands symptômes suivants : pâleur, œdèmes, hémorrhagies, urobilinurie. Il s'y joint souvent de l'insuffisance rénale.

IV. — Le diagnostic est délicat, le pronostic sévère et le traitement à peu près impuissant.